BEI GRIN MACHT SICH IHR
WISSEN BEZAHLT

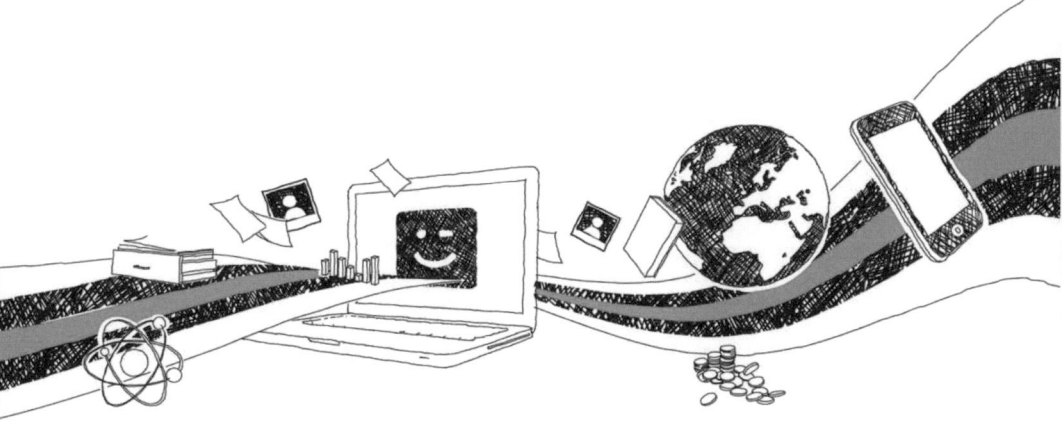

- Wir veröffentlichen Ihre Hausarbeit,
  Bachelor- und Masterarbeit

- Ihr eigenes eBook und Buch -
  weltweit in allen wichtigen Shops

- Verdienen Sie an jedem Verkauf

Jetzt bei www.GRIN.com hochladen
und kostenlos publizieren

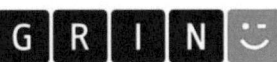

Lotte Habermann-Horstmeier

Das Präventionsgesetz - Ablauf eines politischen Entscheidungsprozesses in Deutschland

GRIN Verlag

Bibliografische Information der Deutschen Nationalbibliothek:

Die Deutsche Bibliothek verzeichnet diese Publikation in der Deutschen National-
bibliografie; detaillierte bibliografische Daten sind im Internet über http://dnb.d-
nb.de/ abrufbar.

Impressum:

Copyright © 2011 GRIN Verlag GmbH
Druck und Bindung: Books on Demand GmbH, Norderstedt Germany
ISBN: 978-3-656-27084-3

Dieses Buch bei GRIN:

http://www.grin.com/de/e-book/200121/das-praeventionsgesetz-ablauf-eines-poli-
tischen-entscheidungsprozesses

GRIN - Your knowledge has value

Der GRIN Verlag publiziert seit 1998 wissenschaftliche Arbeiten von Studenten, Hochschullehrern und anderen Akademikern als eBook und gedrucktes Buch. Die Verlagswebsite www.grin.com ist die ideale Plattform zur Veröffentlichung von Hausarbeiten, Abschlussarbeiten, wissenschaftlichen Aufsätzen, Dissertationen und Fachbüchern.

Dr. med. Lotte Habermann-Horstmeier

Ablauf des politischen Entscheidungsprozesses in Deutschland am Beispiel des *Gesetzes zur Stärkung der gesundheitlichen Prävention* (Präventionsgesetz)

Leistungsnachweis im Kurs „Gesundheitspolitik" (B302.30.11) im Master-Studiengang *Public Health* an den Universitäten Zürich, Bern und Basel (CH)

Gliederung

I. Der Gedanke der Prävention

Ziel der Prävention oder Krankheitsverhütung ist es, durch soziale oder medizinische Maßnahmen bzw. Verhaltensweisen die Gesundheit zu fördern und die Entstehung von gesundheitlichen Schädigungen zu verhindern. Darüber hinaus verhindern präventive Maßnahmen das Fortschreiten einer bereits bestehenden Erkrankung (*Sekundärprävention*) und/oder vermeiden Folgeschäden (*Tertiärprävention*). Obwohl der Gedanke der *Prävention* schon seit 1986 durch die Ottawa-Charta (1) der Weltgesundheitsorganisation (WHO) im Bereich der Gesundheitsförderung fest verankert ist, konnte er in Deutschland nur sehr langsam Fuß fassen. Das deutsche Gesundheitssystem ist noch immer fast ausschließlich kurativ ausgerichtet. Seine Strukturen verhindern in vielen Fällen die Förderung präventiver und gesundheitsfördernder Maßnahmen. Allerdings wurde im letzten Jahrzehnt immer deutlicher, dass steigende Krankheits- und Krankheitsfolgekosten die sozialen Sicherungssysteme und damit die Beitragszahler zunehmend belasten. Nicht zuletzt um eine Stabilisierung dieser Kosten zu erreichen, ist es nach Ansicht vieler im Gesundheitswesen Tätiger und auch einiger politischer Parteien erforderlich, den Präventionsgedanken verstärkt aufzugreifen und dies durch ein Präventionsgesetz deutlich zu machen.

II. Das Gesetzgebungsverfahren in Deutschland

Deutschland ist wie die Schweiz ein föderaler Staat. Anders als die Schweiz, die starke Elemente einer direkten Demokratie aufweist und bei der das Konkordanz-Prinzip eine große Rolle spielt (2), ist Deutschland jedoch eine *repräsentative, parlamentarische Demokratie*, bei der die *politischen Parteien* die entscheidende Rolle im politischen Entscheidungsfindungsprozess übernehmen (3).

Auf Bundesebene kann ein Gesetzgebungsverfahren in Deutschland (4) von der *Bundesregierung*, vom *Bundesrat* (der Länderkammer) oder von *Mitgliedern des Deutschen Bundestages* (Parlament) ausgehen. Mitglieder des Bundestages, die einen Gesetzentwurf einbringen wollen, müssen jedoch durch eine parlamentarische Fraktion oder durch fünf Prozent der Abgeordneten unterstützt werden.

- Wird ein Gesetzentwurf von der *Bundesregierung* eingebracht, dann geht er zunächst zur Stellungnahme an den Bundesrat. Die vom Bundesrat verfasste Stellungnahme zum Gesetzesentwurf wird zurück an die Bundesregierung geschickt, die sich dann hierzu äußern kann. Daraufhin bringt die Bundesregierung den Entwurf in den Bundestag ein.

- Wird ein Gesetzentwurf vom *Bundesrat* eingebracht, dann leitet ihn die Bundesregierung dem Bundestag zu. Sie hat dabei die Möglichkeit, ihre Auffassung dazu darzulegen.

- Wird ein Gesetzentwurf von einem Mitglied des Bundestages eingebracht, dann wird er direkt im Parlament behandelt.

Das erste Beschlussorgan für die Annahme eines Gesetzes ist in allen drei Fällen der *Bundestag*. Hier finden nun drei Beratungen statt, die auch als *Lesungen* bezeichnet werden. Üblicherweise werden Gesetzentwürfe während der ersten Lesung nach einer Debatte in die zuständigen *Fachausschüsse* (5) zur Detailberatung mit den Experten der Fraktionen (ggf. unter Anhörung externer Sachverständiger) überwiesen. Am Ende dieser Phase werden eine

Beschlussempfehlung und ein Bericht hierzu verfasst. In zweiter Lesung erfolgt dann eine parlamentarische Aussprache, es wird über Änderungsvorschläge und zum Schluss auch über den geänderten Gesetzentwurf abgestimmt. Die dritte Lesung läuft ähnlich ab. Nun können jedoch nur noch Änderungen in Abschnitten angenommen werden, mit denen man sich in zweiter Lesung beschäftigt hat. Die dritte Lesung endet mit der Schlussabstimmung. Ein Gesetz ist dann angenommen, wenn es die einfache Mehrheit der abgegebenen Parlamentarierstimmen erhalten hat. Ausgenommen hiervon sind Gesetze, die die Verfassung ändern. Hier ist eine Mehrheit von zwei Dritteln der Mitglieder des Bundestages erforderlich.

Gesetze, die vom Bundestag beschlossen wurden, werden anschließend der Ländervertretung, dem *Bundesrat*, zugeleitet. Falls dieser keinen Einspruch erhebt, ist das Gesetz zustande gekommen. Die Bundesregierung kann es nun dem *Bundespräsidenten* zur Ausfertigung (Prüfung und Unterzeichnung) zugeleitet. Anders als bei diesen *Einspruchgesetzen* bedarf es bei den sog. *Zustimmungsgesetzen* der ausdrücklichen Zustimmung der Länderkammer. Dies sind z.B. Gesetze, die den Ländern Leistungspflichten gegenüber Dritten zuweisen (*Leistungsgesetze*) oder Gesetze, die durch Änderungen von Steuern finanziert werden, welche sich auf die Einnahmen der Länder oder der Gemeinden auswirken. Falls der Bundesrat einem solchen Gesetz nicht zustimmt, wird der Vermittlungsausschuss angerufen. Er besteht aus jeweils 16 Bundesrats- und Bundestagsmitgliedern. Ihre Aufgabe ist es, einen Kompromiss auszuarbeiten, dem beide Kammern zustimmen können. Bei Änderungen an der Gesetzesvorlage muss nun zuerst der Bundestag nach einer weiteren Lesung zustimmen. Anschließend erhält der Bundesrat die Möglichkeit, ebenfalls zuzustimmen, sodass das Gesetz zustande kommen kann (s. Abb. 1).

Abb. 1 Das Gesetzgebungsverfahren in Deutschland auf Bundesebene

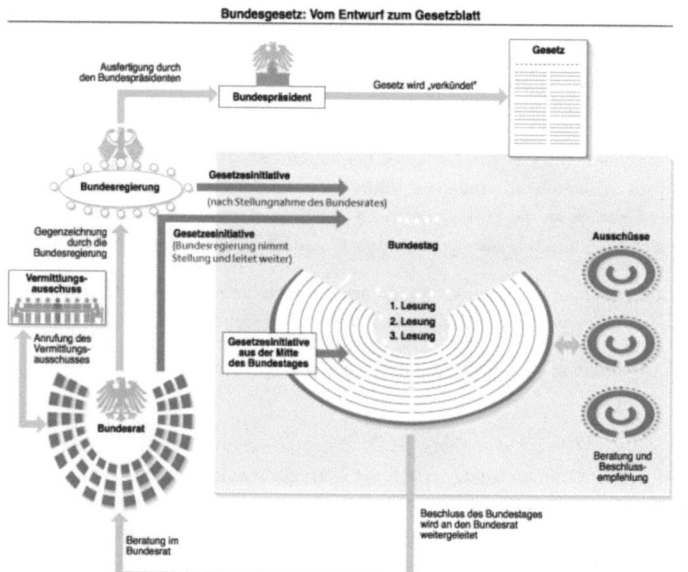

Quelle:
http://www.bundestag.de/bunde
stag/aufgaben/gesetzgebung/gra
phik_gr.jpg (Zugriff: 30.04.2011)

III. Das Gesetz zur Stärkung der gesundheitlichen Prävention – zeitlicher Ablauf

Im Jahre 2001 initiierte die damalige rot-grüne Bundesregierung (SPD und Bündnis 90/Die Grünen) in Deutschland verschiedene ‚Runde Tische', an denen die großen gesundheits-politischen Themen der Zeit mit den wichtigsten Akteure des Gesundheitssystems erörtert wurden. Hieraus ging das *Deutsche Forum Prävention und Gesundheitsförderung* hervor, eine Plattform, die das Thema Prävention verstärkt in die Öffentlichkeit trug und Programm-vorschläge machte. Zahlreiche Institutionen und Verbände wie der Bundestag, der Bundesrat, die Gewerkschaften, Arbeitgeberverbände und Parteien verabschiedeten in der Folgezeit Erklärungen, die eine Verstärkung des Präventionsgedankens im deutschen Gesund-heitssystem sowie mehr Ressourcen hierfür forderten. Die bisher schon im Sozialgesetzbuch festgelegte Regelung (§20 SGB V), dass Krankenkassen Leistungen zur Primärprävention anbieten sollen (6), war als unzureichend erkannt worden. Daher sollte nun ein eigenes *Präventionsgesetz* formuliert werden. Im September 2004 legten Bund und Länder nach zähen Verhandlungen gemeinsame Eckpunkte hierfür vor. Da man aus finanziellen Gesichtspunkten beschlossen hatte, die Kosten eines solchen Gesetzes durch Sozialversicherungsbeiträge und nicht aus Steuermitteln zu finanzieren, mussten von Anfang an auch die Sozialversicherungs-träger in die Verhandlungen mit eingebunden werden. Hierdurch entstand erheblicher Abstimmungs- und Konsensbedarf, was sich auch auf die Effizienz und Innovationskraft des geplanten Gesetzes auswirkte (7). Es wurde jedoch vereinbart, dass Prävention neben Kuration, Pflege und Rehabilitation zu einer eigenständigen ‚vierten Säule' des Gesundheits-systems werden sollte. Darüber hinaus sollten verbindliche Gesundheitsziele, Qualitäts-sicherung und Evaluation Voraussetzung für eine Finanzierung von Maßnahmen der Prä-vention und Gesundheitsförderung sein. Am 15. Februar 2005 wurde der *Entwurf eines Gesetzes zur Stärkung der gesundheitlichen Prävention* (8) von den Fraktionen SPD und Bündnis 90/Die Grünen in den Deutschen Bundestag eingebracht und am 18. Februar 2005 in erster Lesung beraten. Das Gesetz wurde am 22. April 2005 mit den Stimmen der rot-grünen Koalition gegen die Stimmen der Opposition verabschiedet. Zuvor (18.03.2005) hatte schon der Bundesrat auf Antrag des Freistaates Sachsen eine Stellungnahme verabschiedet, die die Bundesregierung aufforderte, den Gesetzentwurf zu überarbeiten, da man durch die Einrichtung einer geplanten *Stiftung Prävention und Gesundheitsförderung* unnötige Büro-kratie und zusätzliche Kosten für die Länder befürchtete. Dem entsprechend beschloss der Bundesrat am 27. Mai 2005, den *Vermittlungsausschuss* anzurufen. Dieser einigte sich in seiner letzten Sitzung am 29. Juni 2005 darauf, das Gesetz zu vertagen. Damit konnte es in der laufenden Legislaturperiode nicht mehr verabschiedet werden und verfiel. Die neu gewählte große Koalition aus CDU/CSU und SPD nahm das Thema Präventionsgesetz allerdings in ihren Koalitionsvertrag (12. November 2005) auf (9). Vor der Einleitung eines neuen Gesetzge-bungsverfahrens im März 2006 sollte die CDU-Bundestagsfraktion ihre Kritik am bisherigen Gesetzentwurf konkretisieren. Allerdings war schon im Februar 2006 klar, dass erst frühestens 2007 mit einem neuen Gesetzgebungsverfahren gerechnet werden konnte. In den *Eckpunkten zu einer Gesundheitsreform 2006* der CDU/CSU war jedoch zu lesen, dass ein Präventions-gesetz weiterhin vorgesehen war (10). Auch der *Sachverständigenrat zur Begutachtung der Entwicklung im Gesundheitswesen* wies in seinem Gutachten vom 3. Juli 2007 auf die Notwendigkeit hin, Gesundheitsförderung und Prävention in Deutschland zu stärken (11). Im Oktober 2007 legte dann das SPD-geführte Bundesministerium für Gesundheit ein Eckpunkte-papier für ein neues Präventionsgesetz vor. Es entsprach in wesentlichen Teilen dem

Gesetzentwurf aus der vorangehenden Legislaturperiode. Die CDU/CSU-Bundestagsfraktion, die inzwischen einen eigenen Vorschlag vorgelegt hatte, verweigerte diesem Entwurf ihre Zustimmung und brach am 17. November 2007 die Gespräche mit der SPD zu diesem Thema ab. Als Grund gab man eine fehlende Kompromissbereitschaft seitens des Koalitionspartners an. Das SPD-geführte Gesundheitsministerium versuchte trotzdem, einen Regierungsentwurf vorzulegen, scheiterte jedoch damit. Im Februar 2010 beantwortete die jetzt schwarz-gelben Bundesregierung (CDU/CSU und FDP) eine *Kleine Anfrage* der nun in der Opposition befindlichen SPD-Fraktion im Bundestag zum Präventionsgesetz (12) schließlich dahingehend, dass "der vom Bundesminister für Gesundheit in der vergangenen Legislaturperiode erarbeitet Entwurf eines Präventionsgesetzes nicht weiterverfolgt wird" (13). Somit hat es das Gesetzesvorhaben nur bis zum dritten Schritt des Policy-Cycles, dem Prozess der Entscheidungsfindung (*decision making*, s. Abb. 2) geschafft und muss derzeit als gescheitert angesehen werden.

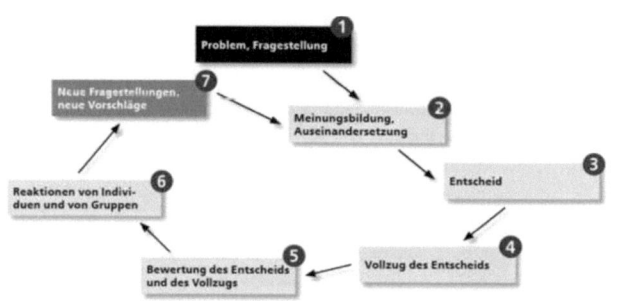

Abb. 2. Modell des Politikzyklus (*Policy Cycle*)

Quelle: http://www.profi-l.net/sites/profi-l.net/files/images/Kreislauf.img_assist_custom-530x249.jpg

IV. Die Akteure in diesem Gesetzgebungsverfahren

Der Ablauf des oben geschilderten politischen Procederes bewegte sich in dem auf Bundes-ebene dafür vorgesehenen strukturellen, formellen und institutionellen Rahmen (*Polity*). Die Regeln hierfür geben das *Grundgesetz* (14) sowie die *Geschäftsordnungen des Deutschen Bundestages* (15) und *des Bundesrates* (16) vor. Die Initiative für ein Bundesgesetz kann von den *Verfassungsorganen* Bundesregierung, Bundesrat und von Mitgliedern des Bundestages ausgehen. In diesem Fall wurde der Gesetzentwurf von den Bundestagsfraktionen SPD und Bündnis 90/Die Grünen in den Bundestag eingebracht. Das zustimmungspflichtige Gesetzge-bungsverfahren durchlief dann die vorgeschriebenen Stationen (drei Lesungen im Bundestag, Annahme des Gesetzes mit den Stimmen der rot-grünen Mehrheit im Parlament, Übergabe an den Bundesrat, Ablehnung des Gesetzes mit den Stimmen einer Mehrheit aus dem bürgerlichen Lager, Anrufung des Vermittlungsausschusses, Scheitern der Vermittlung). Für viele Politikwissenschaftler umfasst der Begriff *Polity* jedoch auch noch die ungeschriebenen Regeln des sozialen Miteinanders im Bereich der Politik, die den möglichen Handlungsspielraum der politischen Akteure in eine bestimmte Richtung lenken oder sogar blockieren können. Hierzu gehört z.B., dass sich die CDU/CSU als Vertreterin des „bürgerlichen Lagers" sowohl zuerst mit ihrer Mehrheit im Bundesrat (15. Wahlperiode) als auch später als Regierungspartei in der Großen Koalition (16. Wahlperiode) schwer tat, einem Gesetzesentwurf von SPD und Bündnis 90/Die Grünen, also dem „linken Lager", zu einer

Mehrheit zu verhelfen. Der gesamte Prozess, der hierbei ablief, die Interessen, die dabei eine Rolle spielen und die Konflikte, die mehr oder weniger offen ausgetragen wurden, d.h. die Ebene der *Politics*, waren für den außen stehenden Bürger nur zum Teil einsehbar. Schon lange vor dem Einbringen des Gesetzentwurfs in den deutschen Bundestag waren die Interessenvertreter der verschiedensten Verbände, der Gewerkschaften, der Industrie und anderer Lobbyorganisationen aktiv geworden, die Vertreter der Parteien in Bundestag und Bundesrat in ihrem Sinne zu beeinflussen (17). Besonders aktiv waren hier v.a. die Sozialversicherungsträger (insbesondere die Krankenkassen) aufgrund der vom Gesetzgeber für sie vorgesehenen entscheidenden Rolle bei der Finanzierung des Gesetzesvorhabens. Aber auch Ärzte- und Bäderverbände, Pharmaindustrie und Patientenverbände versuchten massiv Einfluss zu nehmen. Davon zeugen u.a. auch zahlreiche Stellungnahmen zum eingebrachten Gesetzentwurf (z.B. 18, 19, 20). Wie oben schon angedeutet, spielten hier auch machtpolitische Aspekte eine große Rolle. Die rot-grüne Regierung konnte zur der Zeit, als sie den Gesetzentwurf im Bundestag verabschiedete, nicht mehr auf eine Mehrheit im Bundesrat für ihr Gesetz hoffen, da sich dort die Machtverhältnisse zu ihren Ungunsten verändert hatten. Die bürgerlichen Parteien nutzten diese Situation, um ein Regierungsgesetz im Bundesrat scheitern zu lassen. Damit war die inhaltliche Dimension, d.h. die *Policyebene*, in den Hintergrund getreten. Nicht mehr die angestrebten Ziele im Bereich der Gesundheitspolitik (Vorbeugung von Krankheiten, die Verhütung von arbeitsbedingten Gesundheits-gefahren, Pflegebedürftigkeit und Behinderung sowie die Förderung der Beschäftigungsfähigkeit, aber auch die Stabilisierung der sozialen Sicherungssysteme) waren vorrangig, sondern Interessens-durchsetzung und Machtstreben.

V. Ist das Präventionsgesetz damit endgültig gescheitert?

Im April 2011 haben die Bundestagsfraktion von SPD (21) und Bündnis 90/Die Grünen (22) jeweils einen neuen Antrag für ein Präventionsgesetz vorgelegt. Beide Anträge sind derzeit (Ende April 2011) noch nicht beraten. Die schwarz-gelbe Bundesregierung zeigt bislang kein Interesse an einer solchen Gesetzgebung. Durch die letzten Landtagswahlen deutet sich jedoch eine starke Änderung der politischen Landschaft in Deutschland an. Im Bundesrat werden sich dadurch im Mai 2011 die Mehrheitsverhältnisse zu Ungunsten der derzeitigen Bundesregie-rung ändern. Auch scheint es nicht ausgeschlossen, dass sich bei der nächsten Bundestagswahl 2013 das Parteienverhältnis dort erheblich verschieben wird. Dann könnte das Präventions-gesetz vielleicht doch noch nicht endgültig gescheitert sein.

Literatur

(1) Weltgesundheitsorganisation (WHO). Ottawa Charta zur Gesundheitsförderung.
http://www.euro.who.int/__data/assets/pdf_file/0006/129534/Ottawa_Charter_G.pdf (Zugriff 01.05.2011)

(2) Linder W. Das politische System der Schweiz.
http://www.ipw.unibe.ch/unibe/wiso/ipw/content/e1867/e7855/e7856/e7934/files7946/SchweizPolitiksystemIsm
ayr_ger.pdf (Zugriff 30.04.2011)

(3) Rudzio W. Das Politische System der Bundesrepublik Deutschland. VS Verlag für Sozialwissenschaften. 7. Auflage
2006

(4) Deutscher Bundestag. Der Bundestag. Aufgaben. Gesetzgebung.
http://www.bundestag.de/bundestag/aufgaben/gesetzgebung/ (Zugriff 30.04.2011)

(5) Deutscher Bundestag. Der Bundestag. Ständige Ausschüsse.
http://www.bundestag.de/bundestag/ausschuesse17/index.html (Zugriff 30.04.2011)

(6) Sozialgesetzbuch. Fünftes Buch. Gesetzliche Krankenversicherung. §20 Prävention und Selbsthilfe (§20 SGB V).
http://www.sozialgesetzbuch.de/gesetze/05/index.php?norm_ID=0502000 (Zugriff 30.04.2011)

(7) Rosenbrock R. Das deutsche Präventionsgesetz 2005 – ein gescheiterter Anlauf. Forum-Gesundheitspolitik.
http://www.forum-gesundheitspolitik.de/dossier/PDF/Rosenbrock-Praeventionsgesetz.pdf (Zugriff 30.04.2011)

(8) Gesetzentwurf der Fraktionen SPD und Bündnis90/Die Grünen. Entwurf eines Gesetzes zur Stärkung der
gesundheitlichen Prävention. Bundestags-Drucksache 15/4833 vom 15.02.2005.
http://dip21.bundestag.de/dip21/btd/15/048/1504833.pdf (Zugriff 30.04.2011)

(9) Gemeinsam für Deutschland - mit Mut und Menschlichkeit. Koalitionsvertrag zwischen CDU, CSU und SPD.
11.11.2005. http://www.cdu.de/doc/pdf/05_11_11_Koalitionsvertrag.pdf (Zugriff 30.04.2011)

(10) CDU/CSU. Eckpunkten zu einer Gesundheitsreform 2006. 04. Juli 2006.
http://www.cdu.de/doc/pdfc/060704_eckpunkte_gesundheit.pdf (Zugriff 30.04.2011)

(11) Sachverständigenrat zur Begutachtung der Entwicklung im Gesundheitswesen. Gutachten 2007 – Kooperation
und Verantwortung. Nomos Verlag 2008

(12) Kleine Anfrage vom 10.02.2010 der Abgeordneten Angelika Graf et al. Stärkung der gesundheitlichen
Prävention. Deutscher Bundestag, 17. Wahlperiode, Drucksache 17/681.
http://dipbt.bundestag.de/dip21/btd/17/006/1700681.pdf (Zugriff 30.04.2011)

(13) Antwort der Bundesregierung vom 26.02.2010 auf die Kleine Anfrage vom 10.02.2010 der Abgeordneten
Angelika Graf et al. Stärkung der gesundheitlichen Prävention. Deutscher Bundestag, 17. Wahlperiode, Drucksache
17/845. http://dip21.bundestag.de/dip21/btd/17/008/1700845.pdf (Zugriff 30.04.2011)

(14) Das Grundgesetz für die Bundesrepublik Deutschland. http://www.gesetze-im-
internet.de/bundesrecht/gg/gesamt.pdf (Zugriff 01.05.2011)

(15) Geschäftsordnung des Deutschen Bundestages. http://bundesrecht.juris.de/btgo_1980/index.html (Zugriff
01.05.2011)

(16) Geschäftsordnung des Bundesrates (GO BR). http://www.bundesrat.de/nn_9548/DE/struktur/recht/go/go-
node.html?__nnn=true (Zugriff 01.05.2011)

(17) Herber R. Lobbyismus im Gesundheitswesen - eine Daueraufgabe.
http://www.verbaende.com/files/fuer_verbaende/vr/phplib/F4563901C1D04AB4A400313936E457F4.htm?id=172
(Zugriff 01.05.2011)

(18) Stellungnahme der Bundesärztekammer, der Kassenärztlichen Bundesvereinigung und des Marburger Bundes zum Referentenentwurf für ein Präventionsgesetz vom 6. Dezember 2004. http://www.bundesaerztekammer.de/downloads/10Stellungnahme.pdf (Zugriff 01.05.2011)

(19) Beschluss des 107. Deutschen Ärztetages vom 18.-21.05.2004 in Bremen. http://www.bundesaerztekammer.de/page.asp?his=1.117.1502.1526 (Zugriff 01.05.2011)

(20) Lang A. Das Präventionsgesetz – ein Paradigmenwechsel im Gesundheitswesen? Rede anlässlich des Ersatzkassenforums 2005. http://www.vdek.com/LVen/SAA/Standpunkte/Praevention/index.htm (Zugriff 01.05.2011)

(21) Antrag vom 06.04.2011 der Abgeordneten Angelika Graf et al. Potentiale der Prävention erkennen und nutzen – Prävention und Gesundheitsförderung über die gesamte Lebensspanne stärken. Deutscher Bundestag. 17. Wahlperiode, Drucksache 17/5384. http://dipbt.bundestag.de/dip21/btd/17/055/1705529.pdf (Zugriff 30.04.2011)

(22) Antrag vom 13.04.2011 der Abgeordneten Maria Klein-Schmeink et al. Gesetzliche Grundlage für Prävention und Gesundheitsförderung schaffen – Gesamtkonzept für nationale Strategie vorlegen. Deutscher Bundestag. 17. Wahlperiode, Drucksache 17/5529. http://dipbt.bundestag.de/dip21/btd/17/055/1705529.pdf (Zugriff 30.04.2011)